Bibliothèque nationale de France Paris.

Direction des collections

Département Sciences et Techniques

ROYAT ET LES HYPERTENDUS

PAR LE

Docteur Georges PERRIN

de la Faculté de Lyon

Médecin consultant à Royat

TOME I

CLERMONT-FERRAND

IMPRIMERIE MODERNE, A. DUMONT, RUE DU PORT, 15

1910

ROYAT - STATION DES CARDIO-VASCULAIRES

ROYAT ET LES HYPERTENDUS

PAR LE

Docteur Georges PERRIN

de la Faculté de Lyon

Médecin consultant à Royat

TOME I

CLERMONT-FERRAND

IMPRIMERIE MODERNE, A. DUMONT, RUE DU PORT, 15

1910

ROYAT ET LES HYPERTENDUS

1. — Action physiologique des bains carbo-gazeux chez un hypertendu

On considère généralement comme hypertendu tout sujet qui, au repos, ou 4 à 5 heures après le repas, présente avec le Potain une pression artérielle supérieure à 18. Dans la mesure de la pression, on ne considère que la pression systolique ou maxima, c'est-à-dire celle qui existe dans les artères immédiatement après la contraction du ventricule gauche.

L'hypertension peut avoir deux causes : une cause *organique :* les *lésions* des artérioles périphériques et viscérales ; une cause *fonctionnelle :* le *spasme* des mêmes artérioles, produisant non plus une hypertension permanente, mais une hypertension transitoire et variable. C'est contre cette dernière forme de l'hypertension que les bains de Royat vont agir avec efficacité.

Les hypertendus venant à Royat vont se trouver en présence de deux sortes de bains carbo-gazeux très différents par leur température, leur durée, leur richesse en Co^2 et surtout leur action. Les uns *froids, courts, très gazeux,* ont pour effet de renforcer les battements du cœur, de lutter contre la faiblesse du myocarde, d'élever la pression. Ceux-ci sont donc formellement interdits aux hypertendus qui devront recourir aux bains *chauds, longs, peu gazeux* (Eugénie). Les uns et les autres sont des *bains naturels* où Co^2, complètement dissous dans l'eau, ne commence à se dégager que dans les couches voisines du corps, se dépose en bulles très nombreuses et très petites sur la peau pour venir finalement crever à la surface. Tout se passe avec douceur, *sans choc*, suivant l'expression de Wybauw. Ce n'est plus, comme dans les bains carbo-gazeux *artificiels*, un dégagement de gaz toujours tumultueux et par conséquent une action physiologique irrégulière et brusque. L'eau vient directement de la source à la baignoire. Les sources, les réservoirs sont couverts soigneusement pour que le malade ne perde aucun des principes actifs des eaux (chaleur, gaz, sels), qu'il utilise tels que la nature lui fournit.

De plus, l'eau *coule pendant toute la durée* du bain, ce qui a comme avantages : 1° la *température* constante pendant le bain ; 2° le *renouvellement incessant* dans la baignoire de tous les principes minéralisateurs de la source ; 3° l'emploi de l'eau à *l'état naissant*, à l'état de *médicament natif* (Landouzy).

Ceci dit, si l'on plonge un hypertendu dans un de ces bains chauds, longs, peu gazeux (Eugénie), voici ce que l'on note : Le sujet éprouve tout d'abord une sensation de fraîcheur immédiate, légère et fugace, le sang paraît affluer au cœur, la peau pâlit. Mais bientôt une seconde période commence. Les myriades de bulles de Co^2 qui couvrent toutes les parties du corps immergées, produisent une stimulation très vive de la peau. Le malade éprouve alors une impression de *pico-tements*, aux régions de la peau les plus sensibles (face interne des membres), de la chaleur, une *véritable sinapisation* générale, avec toutes les nuances du rose au rouge vif, due à l'appel du sang dans les vaisseaux sous-dermiques. Cette rubéfaction limitée par la ligne de niveau de l'eau, telle que le baigneur « se voit sortir de l'eau *rouge comme une écrevisse* » *est due à une dilatation et à une hypérémie du système capillaire cutané* qui crée ainsi une dérivation sanguine périphérique. Cette vaso-dilatation, elle-même due à l'excitation des terminaisons nerveuses cutanées par Co^2, peut être mesurée et inscrite à l'aide du plethymographe de Hallin et Comte, qui montre que de nul ou d'imperceptible, le pouls capillaire augmente beaucoup sous l'influence de Co^2. Cette dilatation périphérique est très importante à noter : obtenue d'une façon intermittente par le bain, elle réalise en quelque sorte un *massage du « cœur périphérique* » (Huchard), elle permet de lutter *contre les troubles angio-spasmodiques* de l'artério-sclérose, elle amène L'ABAISSEMENT DE LA PRESSION CHEZ LES HYPERTENDUS.

C'est là le point capital : pendant la durée du bain Eugénie, la pression baisse chez ces malades. Cet abaissement est sans doute variable d'un sujet à l'autre ; il sera d'autant plus marqué que le sujet est plus asthénique, que la rubéfaction est plus intense. Il est souvent plus marqué dans les artères digitales que dans les humérales, et le tonomètre marque souvent jusqu'à 2 centimètres en moins à la main qui a subi l'action du bain par rapport à celle qui est restée hors de l'eau.

Après le bain la pression a tendance à se relever, surtout au Riva Rocci, plus lentement au Gœrthner, mais elle ne *récupère jamais son niveau initial*, elle est NETTEMENT ABAISSÉE.

Il est naturel de penser que l'action de chaque bain s'ajoute à celle du précédent, l'augmente, l'affermit, la prolonge. C'est ce qui arrive. Le 10ᵉ ou le 15ᵉ bain a une valeur thérapeutique plus grande que le premier. Et le résultat final de la cure chez les hypertendus est un ABAISSEMENT de la pression, dans environ 3/5 des cas, parfois dans 80 %. Grâce à l'emploi quotidien des bains, on voit la chûte immédiate de la pression pendant le premier bain s'accentuer de plus en plus pendant les bains suivants, durer de plus en plus après chaque bain pour devenir permanente d'un bain à l'autre, au bout d'une semaine environ. Dans la majorité des cas, la pression redescend au chiffre normal vers le 15ᵉ jour. Dès lors, il n'y a plus qu'à continuer la cure pendant 8 ou 10 jours pour voir cet heureux résultat se prolonger des mois.

Il est fréquent de constater l'élargissement des radiales, signe certain du relâchement du spasme artériel.

Mais ces malades doivent être surveillés attentivement, car un bain trop long, trop frais, une perturbation digestive, suffiraient pour faire un jour remonter la pression déjà abaissée par les bains précédents.

Avant de passer aux indications et contre-indications chez les hypertendus, je ne saurais omèttre de signaler les autres actions des bains carbo-gazeux en général, quel que soient leur température, leur richesse en gaz. Ils sont *avant tout régulateurs de la circulation. Ils ralentissent le pouls* quand il est accéléré, *atténuent l'arythmie, réduisent le volume du cœur dilaté*, ainsi que la *matité hépatique* et quelquefois même sa *sensibilité douloureuse* ; ils font disparaître les *œdèmes*, l'*albuminurie* de stase sanguine, atténuent les troubles fonctionnels : *dyspnée, insomnie, palpitations, troubles dyspeptiques*, augmentent la fréquence de la respiration, la capacité respiratoire, sont un tonique du système nerveux, à la fois sensitif et moteur, augmentent l'hémoglobine ainsi que la valeur globulaire.

J'insisterai particulièrement sur *leur pouvoir diurétique*. C'est Bouchinet, le premier, qui a étudié les modifications des urines provoquées par le bain carbo-gazeux et a constaté sur lui-même une *augmentation de la diurète totale* d'environ 150 à 250 centimètres cubes en 24 heures, surtout marquée dans les deux ou trois heures qui suivent le bain, une *augmentation* de l'élimination de *l'urée* de 4 à 6 gr., et de l'*acide urique* de 0 gr. 59, soit 50 %. Les bains carbo-gazeux sont donc des diurétiques très puissants, qui augmentent la perméabilité rénale, accroissent le nombre des urotoxies éliminées et débarrassent ainsi l'organisme des poisons dyspnéisants et vaso-constricteurs.

On comprendra facilement le rôle de ces

bains dans nombre d'auto-intoxications : goutte, diabète, eczéma, artério-sclérose avec l'athérome qui lui est si souvent associé. La cause de ces affections est, en effet, dans un vice de nutrition dont le résultat est une action toxique. Les toxines au pouvoir vaso-constricteur très net ne tardent pas à produire, par défaut d'irrigation sanguine, la sclérose des organes en commençant par celle des capillaires viscéraux. Aussi est-il indispensable de favoriser par les bains carbo-gazeux l'élimination des toxines qui tendent à saturer l'organisme.

II. — Indications et Contre-Indications de la cure carbo-gazeuse chez les hypertendus.

La variété de bains qui nous occupe, constitue un procédé hydro-thérapeutique amenant sans choc sensitif, mécanique, thermique, une vaso-dilatation périphérique qui leur permet de lutter contre l'*hypertension artérielle*, par excès des résistances périphériques organiques ou fonctionnelles.

Donnés pendant de longues périodes, ces bains triomphent du spasme, cause de l'hypertension, soit que ce spasme se manifeste par la *diathèse d'acide urique*, par la *presclérose* (Huchard), par l'*artério-sclérose à la première période*, soit qu'il apparaisse chez les jeunes *femmes nerveuses* se plaignant de froid aux pieds, aux mains, de palpitations, chez les neurasthéniques, les tabagiques, les surmenés, ou qu'il soit une partie des troubles vaso-moteurs de la *ménopause*. Ces spasmes amènent l'hypertension et celle-ci les lésions artérielles.

Huchard, depuis 25 ans, enseigne que l'*hypertension précède et sème les germes de l'artériosclérose*. Depuis, Josué, Lœfer, ont pu produire expérimentalement l'athérome par des injections d'*adrénaline*, c'est-à-dire du vaso-constricteur le plus puissant. De même, la *nicotine, l'intoxication saturnine, l'acide urique* en excès dans le sang d'après les recherches de Haig de Londres, les *toxines d'origine intestinale* (Metchnikoff) produisent l'artério-sclérose comme le résultat d'une haute tension artérielle qui précède les lésions artérielles et constitue la *presclérose*. Or, toutes ces substances sont à la fois toxiques et vaso-constrictives.

Dans tous ces états, les bains carbo-gazeux constituent un remède excellent, car en dilatant les vaisseaux, ils préviennent les lésions artérielles.

Mais *quand ces spasmes ont fait place aux lésions vasculaires*, apparaissent les contre-indications : Dans la *sclérose rénale* avec pouls à haute tension, bruit de galop, dyspnée..., les bains donnent les résultats les plus inconstants et il vaut mieux, dans ces cas, s'adresser aux eaux franchement diurétiques, comme Evian. (Huchard). De même la cure sera contre-indiquée dans les cas d'*anévrysme aortique*, dans l'*athérome* aortique quand il s'y joint une *néphrite interstitielle*, dans l'*angine de poitrine coronarienne*.

Mais dans les *aortites* avec *hypertension d'ori-*

*gine scléreuse ou athéromateuse, non rhumatis-
male*, sans sclérose rénale très accusée, l'abaissement de la pression se fait dans la majorité des
cas jusqu'à la normale et cet heureux résultat qui
met le malade à l'abri des ictus, des ruptures vasculaires, peut persister des mois.

Quand l'hypertension n'est encore en grande
partie que fonctionnelle, les résultats des bains
sont remarquables. En résumé : « *à l'antique spécialisation diathésique* de Royat qui s'adresse aux
arthritiques de la cinquantaine, hypertendus en
grande partie, vient s'ajouter la *spécialisation
fonctionnelle* dont les arthritiques sont justiciables en tant qu'affectés de troubles cardio-vasculaires ».

Je vais maintenant passer en revue les différents hypertendus que l'on pourra adresser à
Royat. Je ne m'occuperai que des *états chroniques
d'hypertension*, car les *états aigus*, tels qu'on les
constate dans les crises urémiques, les attaques
d'éclampsie, la néphrite scarlatineuse, restent en
dehors de l'action des bains carbo-gazeux.

On devra envoyer à la cure de Royat :

1º Les femmes à la ménopause

A cette époque de leur vie toutes les femmes
éprouvent un grand nombre de troubles vaso-moteurs liés à l'hypertension. Chez elles, les bains
sont très utiles, car, en abaissant cette dernière,
ils font disparaître tous les malaises. Ils s'impo-
sent même quand l'hypertension favorise les mé-
trorrhagies, les hémorrhagies de suppléance,

quand il survient un nervosisme exagéré. La dérivation sanguine périphérique produite par eux
agit aussi favorablement sur la congestion utérine.

2° Les hommes à la ménopause masculine

Il s'agit d'hommes dont le surmenage profes-
sionnel comporte une tension d'esprit spécial : ce
sont des boursiers, des industriels. A un âge plus
précoce que celui de l'apparition de l'artério-sclérose, ils éprouvent des malaises analogues à ceux
de la ménopause féminine, avec hypertension ex-
cessivement variable, pouls instable, parfois iné-
gal, éréthisme cardiaque se manifestant à l'auscultation par un claquement, une dissociation du
premier bruit à la pointe.

Les bains abaissent l'hypertension, et tous ces
accidents disparaissent.

3° Les hypertendus atteints d'angine
de poitrine

Je laisserai de côté les *angines de poitrine
secondaires à des troubles gastro-intestinaux* et
les faux angineux souvent hystériques ou nerveux, plus ou moins entachés d'arthritisme, qui
réclament un traitement moral, pour ne m'occu-
per que des angineux dont *les crises sont dues à
l'effort du cœur*, mais qui ne possèdent pas de
coronarite, car les *malades atteints d'angine vraie
présentant des lésions athéromateuses ou de rétré-
cissement des coronaires* ne sont pas justiciables
des bains de Royat.

Les meilleures indications paraissent constituées *par les angines vaso-motrices*, décrites par Von Basck et Nothnagel, survenant chez des nerveux à l'âge moyen de la vie chaque fois que se produit un spasme périphérique généralisé et intense, et précédées d'engourdissement des membres, de pâleur, puis d'accélération et d'irrégularité du pouls, et les *angines par insuffisance cardiaque.*

Il ne faut jamais essayer des bains chez des malades présentant des signes *certains d'insuffisance rénale*, des crises d'*asthme cardiaque* ou d'*œdème pulmonaire aigu*, car on ne saurait douter, en pareils cas, de la coronarite.

Si dès les premiers bains la pression ne s'abaisse pas, si l'état fonctionnel ne s'améliore pas, il faut suspendre les bains et ne jamais perdre de vue la possibilité de la mórt subite. La cure doit donc être surveillée attentivement chez ces malades.

4° Les hypertendus de l'artère pulmonaire

Ce sont des malades atteints de bronchite, congestion pulmonaire, emphysème, chroniques de nature arthritique, états s'accompagnant de gêne circulatoire dans les poumons, *d'où hypertension dans l'artère pulmonaire*, se manifestant par un retentissement clangoreux du bruit diastolique à gauche du sternum, c'est-à-dire un claquement exagéré des valvules sigmoïdes. Au début ces malades ne nous présentent que ce symptôme, mais quand le cœur a cédé devant la gêne circulatoire pulmonaire, alors apparaît la *dilatation des cavités droites.*

Les bains carbo-gazeux sont très utiles ; ils vont abaisser l'hypertension dans la petite circulation. Vers le milieu de la cure, le claquement des sigmoïdes droites disparaît, les troubles bronchopulmonaires s'améliorent : on peut alors affirmer la disparition de l'excès de tension dans l'artère pulmonaire.

Quand le cœur droit s'est dilaté, on observe une recrudescence de la dyspnée, car à la dyspnée primitive de l'emphysème se joint celle de l'insuffisance cardiaque. L'augmentation de la matité cardiaque prédomine à droite et déborde le côté droit du sternum. A ce moment, quand les iodures ne soulagent plus la dyspnée et que surviennent même des troubles d'insuffisance cardiaque (œdème des jambes, hypertrophie du foie), les bains vont donner de bons résultats. Ils sont d'autant plus indiqués, que les malades peuvent bénéficier à Royat de la cure d'aspiration, possible à son altitude de 450 mètres, altitude qui contrairement à celle du Mont-Dore, trop élevée (1050 m.), ne risque pas de provoquer ou d'aggraver la dilatation cardiaque.

Sous l'action des bains, le cœur reprend son volume normal, les bruits sont bien frappés, la dyspnée s'atténue, et ces résultats sont durables, à moins pourtant que les troubles ne soient trop sérieux.

5° Les hypertendus aortiques

Ce sont des malades atteints d'*aortites chroniques* non rhumatismales, atéromateuses, syphilitiques ou tabagiques. Les troubles causés par l'hypertension se sont manifestés chez eux du côté de l'aorte qui déjà touchée par l'athérome s'est laissée dilater, et les malades accusent une série de symptômes reflexes : palpitations, vertiges, causés par l'irritation de l'endartère et des plexus nerveux péri-aortiques.

A l'auscultation : souffle systolique à la base, le long du bord droit du sternum, claquement clangoreux diastolique des valvules sigmoïdes, tachycardie, conséquence de la lutte du myocarde contre l'excès des résistances périphériques.

Les bains vont en général soulager ces malades de tous les troubles dépendant de l'hypertension en même temps que celle-ci s'abaisse et la distension de l'aorte ainsi diminuée, cette dernière n'est plus exposée à se rompre sous l'excès de pression. Le malade peut alors retarder et même arrêter la marche progressive et dangereuse de ses lésions artérielles.

Ces résultats ne s'adressent qu'à des *aortites récentes sans artério-sclérose généralisée* et la néphro-sclérose, l'asthme cardiaque, l'œdème pulmonaire sont des contre-indications formelles.

6° Les hypertendus avec lésions valvulaires

Même action favorable chez ces sujets. Chez eux, l'hypertension, en augmentant le travail du cœur, rend de jour en jour plus difficile le maintien de la compensation. Les bains abaissant chez ces malades la pression au voisinage de la normale, le travail du cœur est diminué, la compensation facilitée et les troubles fonctionnels comme les douleurs précordiales, la dyspnée, les insomnies, cessent après la cure.

7° Les prescléreux

Ce sont des hypertendus fonctionnels sans altérations vasculaires ou rénales évidentes, chez qui la pression est élevée par périodes plus ou moins longues avec de courts retours à la normale ; ce sont les oscillants de Vaquez.

Ces malades ont généralement dépassé la quarantaine et souffrent de quelques manifestations arthritiques.

Le seul symptôme de la *presclérose* peut être une hypertension latente, modérée, oscillant entre 18 et 21 au Potain, hypertension purement fonctionnelle sans doute, mais qu'il importe de rechercher attentivement chez tout arthritique ayant dépassé la quarantaine, car il est un candidat à l'artério-sclérose.

D'autre fois, l'hypertension n'existe pas seule et le malade vient vous trouver parce qu'il a des vertiges, des épistaxis, des bourdonnements d'oreille, souvent il accuse des modifications de caractère qu'il met sur le compte d'une vague neurasthénie. A l'auscultation du cœur, rien. Le pouls est quelquefois un peu plein.

Or, chez ces malades, les bains vont abaisser régulièrement l'hypertension, et, cette dernière disparaissant, les troubles fonctionnels n'existent plus. La cure amène une véritable guérison, qui va persister pendant des mois, le plus souvent même, jusqu'à la saison suivante. Les résultats sont plus parfaits si le régime a été bien suivi, si l'on a associé aux bains la cure de boisson : Saint-Mart, surtout employée à cause de sa richesse en lithine, pour activer la diurèse et faciliter ainsi l'élimination des poisons vaso-constricteurs, cause de l'hypertension et dont l'action prolongée amènerait la sclérose et l'athérome artériels.

Les contre-indications sont les mêmes que chez les aortiques. J'ajouterai que chez un *hypertendu goutteux* en *imminence d'accès* il faut s'abstenir aussi des bains qui pourraient provoquer des accidents graves.

8° Les hypertendus artério-scléreux

J'ai déjà insisté par deux fois sur l'action bienfaisante des bains chez les artério-scléreux. Ces malades souffrent en effet d'une toxémie par des substances à la fois vaso-constrictives et dyspnéisantes. Il importe à tout prix d'éliminer ces toxines qui tendent à saturer leur organisme et à aggraver les désordres de l'artério-sclérose naissante. C'est ce que feront si bien les bains de Royat, à la fois diurétiques et vaso-dilatateurs.

Mais les artério-scléreux ne sont justiciables de la cure qu'autant qu'ils sont au début du processus. Ce sont donc :

A) *Les artério-scléreux au début d'une artério-*

sclérose localisée. — Ces malades accusent les mêmes troubles que les prescléreux, mais un peu plus marqués, avec quelques troubles vaso-spasmodiques. L'hypertension est aussi plus élevée. Elle n'est plus variable mais fixe. A l'auscultation on entend à la droite du sternum, à la base du cœur, un claquement diastolique, signe de légère dilatation de l'aorte. La perméabilité rénale est suffisante, les artères souples.

Ces malades se rapprochent des aortiques étudiés précédemment et comme pour eux les bains sont très utiles.

B) *Les artério-scléreux au début d'une artériosclérose généralisée.* — Chez eux les symptômes précédents se doublent de dyspnée nocturne aggravant encore l'insomnie résultant de l'hypertension. Les artères sont dures, le pouls tendu. Très souvent on observe de la tachycardie.

C) *Les malades atteints de myocardite interstitielle scléreuse, à son début.* — Ils ont en général 60 ans et même plus ; on trouve chez eux de l'arythmie et souvent de la tachycardie associée. Leur pouls est à 80. Ce dont se plaignent surtout les malades, c'est de la dyspnée d'effort et de repos, car leur arythmie est inconsciente, et de plus elle persiste presque toujours.

Par contre, la *dyspnée et la tachycardie* s'améliorent énormément. Les résultats seront meilleurs chez les *scléreux hypertendus* que chez les scléreux à pression normale ou abaissée avec troubles d'insuffisance cardiaque, car chez les hypertendus, les troubles de l'insuffisance cardiaque sont en grande partie sous la dépendance de l'hypertension et comme les bains vont l'abaisser, les troubles s'atténuent de ce fait et on peut agir alors avec succès sur le cœur pour en améliorer l'état fonctionnel. Chez les malades qui après avoir été longtemps hypertendus, voient leur pression s'abaisser rapidement au-dessous de la normale, il faut redouter un affaiblissement de l'action cardiaque et les résultats heureux de la cure ne durent pas.

Les contre-indications chez les scléreux hypertendus sont les mêmes que chez tous les hypertendus en général. Ce sera surtout l'*imperméabilité rénale*, cas où les bains pourraient élever la tension et amener soit une hémorrhagie cérébrale, soit une dilatation aigue cardiaque. Aussi doit-on surveiller attentivement les malades à reins suspects. Ce seront : les accès d'*asthme cardiaque*, d'*œdème pulmonaire*, l'*anévrysme de l'aorte*, et surtout la *dégénérescence trop avancée du myocarde et l'artério-sclérose généralisée et ancienne*.

En dehors de ces contre-indications, chez le plus grand nombre des artério-scléreux hypertendus, les bains donneront des résultats favorables ; cependant, il ne faut pas oublier ce fait qui assombrit le pronostic : *L'hypotension se manifestant après une longue durée d'hypertension.*

Voici exposée la liste des divers hypertendus qui bénéficieront de la cure de Royat. Quelques mots pour terminer sur la *durée des effets favorables*. Dans les hypertensions d'origine prescléreuse, uricémiques ou liées à une aortite chronique sans lésions rénales, ni artério-sclérose généralisée, le bénéfice de la cure peut durer pendant 12 ou 15 mois.

Dans les hypertensions liées aux troubles de la ménopause, chez les surmenés intellectuellement, le bénéfice immédiat est aussi complet mais de durée moindre, surtout si les malades reprennent leurs occupations et leurs soucis.

APPENDICE

Les hypertendus ne sont pas les seuls cardiaques justiciables de Royat.

D'autres bains ont en effet *une action toni-cardiaque*, très forte et nettement *hypertensive*, qui leur permet de lutter avec succès contre les INSUFFISANCES CARDIAQUES, soit *fonctionnelles* que l'on voit dans l'obésité, l'emphysème, soit *anatomiques* liées à l'évolution d'une *cardiopathie artérielle*. Chez ces malades, les contre-indications se résument en une seule : *Tout degré trop avancé de dégénérescence cardiaque.*

Enfin, les FAUX CARDIAQUES sans lésion organique, les *tabagiques, dyspeptiques, neurasthéniques, anémiques*, verront à la suite d'une cure disparaître les troubles de la circulation qu'ils ressentaient auparavant.

Aux *cardiaques* il faut ajouter les ARTHRITIQUES qui bénéficieront énormément d'une cure.

Les arthritiques : 1° *broncho-pulmonaires* avec coryzas, bronchites, asthme ; 2° *diabétiques* (diabétiques constitutionnels, diabétiques avec azoturie normale, avec hyperazoturie de dénutrition) ; 3° *eczémateux et acnéiques* ; 4° *goutteux* ; 5° *dyspeptiques* (hypopeptiques par atonie, hypochlorhydriques avec fermentation, hyperpeptiques atténués).

CLERMONT. IMP. MODERNE. A. DUMONT, DIR. 15, RUE DU PORT

MIRE ISO N° 1

A F N O R   92049 PARIS LA DÉFENSE

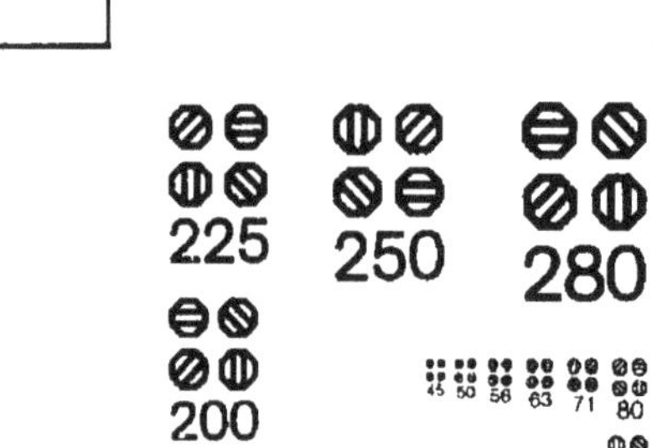

PRODUCTION 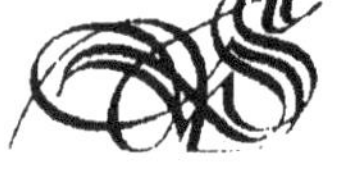 SCRIPTUM PARIS

en conformité avec NF Z 43-011 et ISO 446:1991